おもてなし

訪問看護接遇マナーハンドブック

訪問看護おもてなし接遇マナーハンドブック製作委員会　編

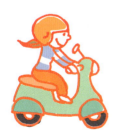

ラグーナ出版

はじめに

在宅療養の成功のためには、利用者さんに対する心身両面のケアを行うとともに、ご家族へのサポートも積極的に行うことが重要です。ご家族の希望を的確に汲み取って同じ目標を共有し、良好な信頼関係を築くためには、ご家族全員の心のケアまできめ細かく対応できる医療スタッフが求められています。

利用者さん、ご家族にとっては、生活に溶け込んで看護をする訪問看護師は生活の一部になります。小さな気遣いや、挨拶、笑顔、添えるひと言……利用者さんへの適切な接し方を知っているのと知らないのとでは、お互いの信頼関係の構築に大きな差が出ることでしょう。医療技術は習うことができても、心の持ちようは習えません。しかし、一番重要視されるのは心の部分。ヒューマン力です。

私たちは、これから訪問看護師を目指す方、すでに訪問看護師として活躍されている方を対象に、社会人としての基本的なマナーに加え、医療現場で必要とされる接遇医療マナー、そして利用者さんに寄り添う「おもてなしの心」を身につけていただくことを目標に、このハンドブックを制作致しました。

安心できる医療ケアを各ご自宅にお届けするために接遇マナーの基礎を学び、真のヒューマン力を磨きましょう。

主な登場人物

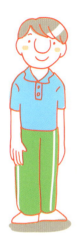

鎌田看護師

訪問看護認定看護師

「訪問看護認定看護師」として活躍中

病院での看護経験を積んだ後、訪問看護の専門分野で熟練した看護技術と知識を学ぶ。訪問看護のことは、お任せください。

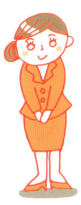

田中賀鶴代先生

おもてなし接遇コンサルタント

おもてなし接遇のプロ

茶道家の家に生まれ、茶の湯の精神をビジネスや医療等のマナーに取り入れ国内外でイベント＆講演活動を続けるコンサルタント。訪問看護の分野に特化した接遇マナーをお教えします。

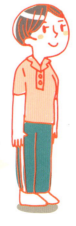

深川さん

先輩看護師

訪問看護の経験10年
ベテラン訪問看護師

新米看護師、浅井さんと組んで訪問看護にあたります。訪問先では、浅井さんの接遇マナーのお手本になるように頑張ります。

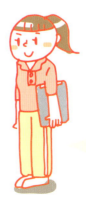

浅井さん

新米看護師

生まれてはじめて訪問看護を経験する新米看護師

失敗だらけの毎日ですが、先輩の深川さんや先生方にご指導いただき、成長の日々です。

もくじ

はじめに	2
主な登場人物	3
訪問看護に求められること	7
訪問看護における接遇とは	8
訪問看護師として必要なスキル	9
訪問看護におけるおもてなし接遇の意味	10
カウンセリングマインド	11
利用者さんに満足していただく 3S	12

【訪問看護おもてなし接遇マナー　準備編】 13
① 第一印象の重要性 13
② 表情3つのチェックポイント 14
★訪問看護師にふさわしい身だしなみ★（図解） 15
身だしなみチェックリスト 16

【具体的な訪問先でのマナー　実践編】 17
① 訪問先に到着したら 17
② 訪問時の挨拶 20
③ 訪問時の靴の脱ぎ履き 21
④ 訪問時のお辞儀 22
⑤ 名刺の渡し方 23
⑥ コミュニケーションが取りにくい利用者さんや、お子様との接し方 26
⑦ ご家族の呼び方 26
⑧ 室内での基本マナー 27
　①洋室に通されたら
　②和室に通されたら

③利用者さんのご自宅での席次
　　④車に乗る場合の席次
9 お茶菓子を勧められたときのマナー ………… 33
お茶のいただき方 ………… 34
10 帰り際のマナー ………… 35
11 言葉遣い ………… 37
社会人としての基本的な敬語のマナー ………… 37
間違いやすい敬語集 ………… 38
クッション言葉　〜表現をやわらかく伝える魔法の言葉〜 ………… 39
★使える！ 具体的なクッション言葉の事例集★ ………… 40
正しい接遇マナーも TPO で使い分けが必要 ………… 42
フォロー言葉　〜ご家族に寄り添うための気の利いた言葉〜 ………… 43
12 電話応対 ………… 44
社会人としての基本的な電話応対のマナー ………… 44
訪問看護師としての電話応対のマナー ………… 45
　　①訪問先に緊急の電話がかかってきたときの対応
　　②訪問看護のオンコール（24時間緊急時対応）
　　③利用者さんから出た質問をその場で管理者に聞く場合
　　④遅刻などトラブル時の電話マナー
　　⑤訪問先を巡回中の看護師に連絡する時のマナー

【訪問先での医療行為マナー　基本編】………… 48
バイタルサイン測定セットの扱い方 ………… 48
　　①訪問鞄や、バイタルサイン測定セットの置き場所
　　②体温計の渡し方
　　③血圧を測るとき
　　④酸素飽和度を測るとき
　　⑤脈を取るとき
★訪問看護おたすけグッズ　ベスト7★ ………… 51

【人間関係を円滑にするためのマナー】 ……………… 52
　①報告／連絡／相談
　②中間報告

【訪問先でお断りするときのマナー】 ………………… 54
　①本来の領域以外の仕事を依頼されたときの断り方
　②セクハラ行為への断り方

【訪問先で忘れがちなマナー】 ………………………… 55
　①ゴミが出たときのマナー
　②お手洗いをお借りするときのマナー
　③洗面所をお借りするときのマナー

★こんなときどうする？★Q&A ………………………… 57
★訪問看護師「おもてなし心得5か条」★ …………… 59
訪問時「これだけは！」マナー総チェックリスト …… 60
あとがき ………………………………………………… 62

訪問看護に求められること

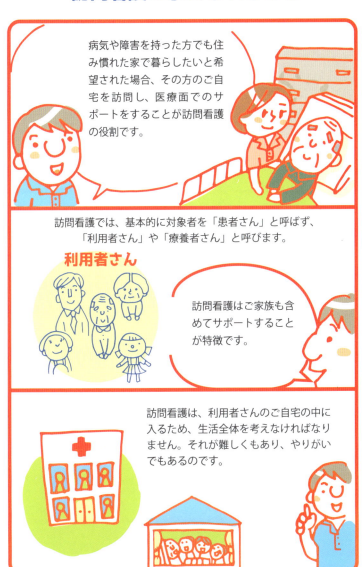

病気や障害を持った方でも住み慣れた家で暮らしたいと希望された場合、その方のご自宅を訪問し、医療面でのサポートをすることが訪問看護の役割です。

訪問看護では、基本的に対象者を「患者さん」と呼ばず、「利用者さん」や「療養者さん」と呼びます。

利用者さん

訪問看護はご家族も含めてサポートすることが特徴です。

訪問看護は、利用者さんのご自宅の中に入るため、生活全体を考えなければなりません。それが難しくもあり、やりがいでもあるのです。

※このハンドブックでは、利用者さんと呼びます。

訪問看護における接遇とは

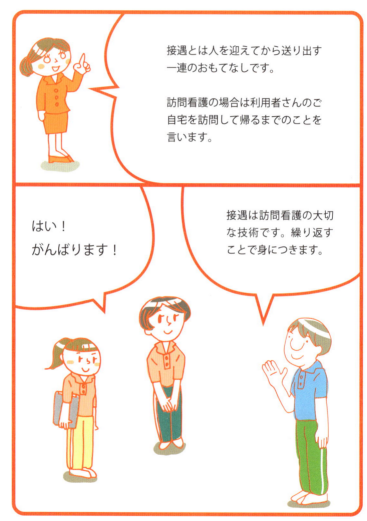

※このハンドブックでは、訪問看護の現場に適応するような
おもてなし接遇マナーを提案します。

訪問看護師として必要なスキル

テクニカルスキル
看護の質／看護技術や医学的知識の習得

ヒューマンスキル
人間性の質／コミュニケーション能力／おもてなしの心

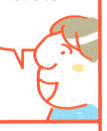

看護師として必要なスキルは大きくわけて2つあります。

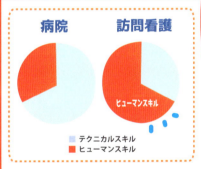

訪問看護では、3対7の割合で人間性の質が問われるヒューマンスキルが重要です。

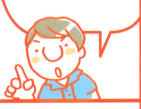

生活の中に溶け込み、生活の一部になる。

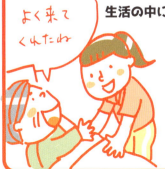

「この人に来て欲しいと思ってもらえる」訪問看護師になるには、医療的な技術だけではなく、心のこもった「おもてなし」のヒューマンスキルが求められるのです。

訪問看護におけるおもてなし接遇の意味

≪おもてなし≫を漢字で書くと『御持て成し（おもてなし）』

「おもてなし」は、「もてなし」に丁寧語「お」を付けた言葉であり、その語源は「真心を持って成し遂げる」という意味です。

「真心を持って成し遂げる」
＝「持って成し」＝「もてなし」

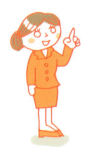

1 利用者さんに対して真心を持って訪問看護師としての仕事を成し遂げる

2 表裏のない態度をする

2つの意味があります。

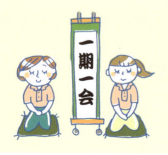

訪問の際、利用者さんと出会っているこの時間は、二度と巡ってはこないたった一度きりのものです。
「この一瞬を大切に思い、今できる最高の訪問看護おもてなし接遇をする」という姿勢で取り組みましょう。

カウンセリングマインド

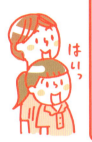

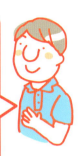

カウンセリングマインドとは、3つの要素「共感」「傾聴」「受容」から成るカウンセリングの基本です。

「共感」「傾聴」「受容」で相手の気持ちに寄り添い、自分の気持ちや考えを押し付けないことが大切です。

共感

相手が感じていることを「ともに感じる」という姿勢。「私の気持ちを分かってもらえた」と心が癒されます。

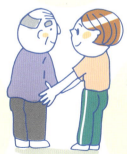

傾聴

「耳で聞く」のではなく「心で聴く」こと。利用者さんやご家族の心が開くきっかけになります。

受容

相手が話す内容を、そのまま受け止めること。満足感や安心感を与えることができます。

利用者さんに満足していただく 3S

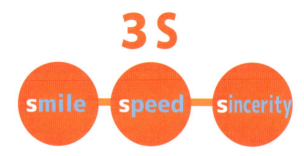

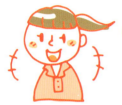

1 スマイル（smile）

まずは笑顔を心がけましょう

2 スピード（speed）

迅速な対応を心がけましょう

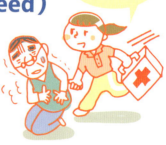

3 シンセリティ（sincerity）

常に利用者さんの立場に立って判断、実行する誠意を持ちましょう

訪問看護おもてなし接遇マナー 準備編

1 第一印象の重要性

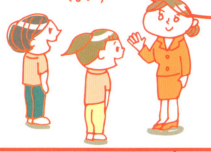

それでは、深川さん、浅井さん。私と一緒に具体的な訪問看護おもてなし接遇マナーを学んでいきましょう。

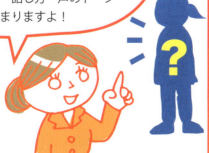

第1印象は6秒 93%が見た目

身だしなみ・姿勢・態度・表情・話し方・声のトーンで決まりますよ！

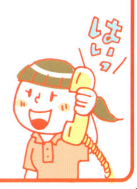

電話の第一声も第一印象と同じです。

第1印象 3つのポイント

1. 清潔な身だしなみで表情を豊かに
2. おもてなしの心と所作を心がけましょう
3. 正しい言葉遣いを身につけましょう

2 表情3つのチェックポイント

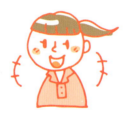

 豊かな表情でおもてなしの気遣いを表現する
温かみのある笑顔で安心感を伝える

- 目線を合わせましょう。
- 無表情は、やる気がない、感じが悪い、話しにくそうなど、相手に誤解を与えることがあるので注意しましょう。
- 笑顔の練習をしましょう。口角は上がっていますか？

訪問看護師にふさわしい身だしなみ

ヘアー

長い髪は束ねるなどして、すっきりとまとめる。

前髪で目や表情を隠さない。

化粧
自然な化粧を。つけまつげやエクステは控えましょう。

顔周りのヒゲや鼻毛などにも気を配る。

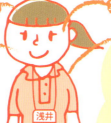

服装
ポロシャツなどきちんと感のある服。動きやすく、看護することに適している服装が基本。過度な露出は避ける。暗い色は避け、爽やかな色を選ぶ。名札は見えやすい位置に付ける。

アクセサリーは外す。臭いの強い香水などはつけない。

爪

マニキュアは控える。爪は伸ばさない。爪の汚れにも注意。

靴・靴下

汚れにも注意し、派手な色を選ばない。できれば替えを準備。

マスク
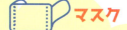
マスクは基本的にしない。感染防止など衛生上必要な場合はOK。利用者さんと接する時は取るのがマナー。

● 身だしなみチェックリスト ●

身だしなみはプロとしての信頼度を表現します。
身だしなみを整えると……

- 安心感、信頼感を与える
- 訪問看護師としての誠実さが伝わる
- 感染防止、安全・衛生対策管理力の高さが伝わる

- [ ] 着衣に汚れやシミがない
- [ ] 名札は名前が見えるように付いている
- [ ] 髪は自然な髪の色ですっきりまとめている
- [ ] 手や爪は清潔に保っている
- [ ] イヤリング、指輪などのアクセサリーは外している
- [ ] 靴は動きやすいもので汚れていない
- [ ] 靴下は派手な色でなく汚れていない
- [ ] 香水、コロンや、臭いの強い整髪料はつけていない

訪問前にチェックしましょう！

具体的な訪問先でのマナー

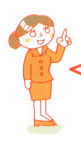

訪問前や訪問先での立ち居振る舞いに心配りが欠けると、相手も不快な気持ちになりますし、与える印象もガタ落ちです。見られていないようで、しっかり見られているので、訪問のマナーを身につけましょう。

1 訪問先に到着したら

1 身だしなみをチェック

訪問先に着いたら、玄関の手前で身だしなみを整えることを忘れずに。ヘアスタイル、服装などを手早くチェックして。

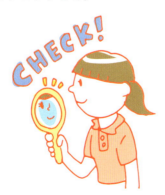

2 コートは玄関の外で脱ぐ

コートや手袋、マフラーなどは玄関の外で脱いで片手に持つ。コートは屋外のホコリを室内に持ち込まないように中表にたたみましょう。

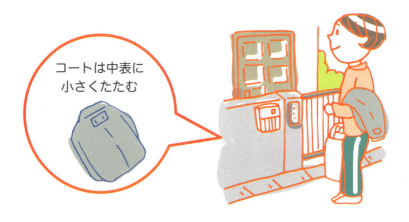

コートは中表に小さくたたむ

● こんなときどうする？ ●

コートや、レインコートの置き場に困ったら？

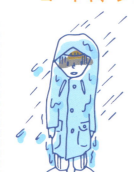

訪問先によってルールが違うので、その都度確認しましょう。濡れた雨具などは、持参したビニール袋に入れて、玄関外に置かせていただくなどし、室内を濡らさないように心がけましょう。

3　バイクや自転車での訪問時

バイクや自転車での訪問時、乗り物の置き場を確認すること。自己判断で許可なく訪問先の敷地内に置いておくことはやめましょう。

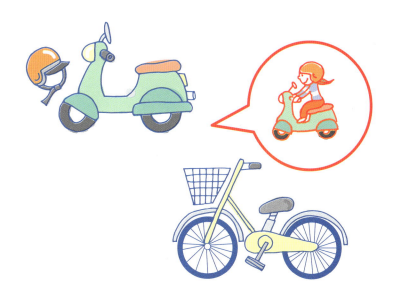

車で移動する場合の注意事項

車での訪問時、訪問先に駐車場がなく自宅前が駐停車禁止エリアである場合、訪問看護の事業者は、管轄の警察署で駐車許可証を取ることができます。車での訪問時はあらかじめ訪問先の駐車場の状況を調べておくことが大切です。

2　訪問時の挨拶

「礼に始まり、礼に終わる」

- 挨拶は、元気に最後まではっきりと言いましょう。
- 挨拶するときは、相手の顔をしっかり見ましょう。
- 語尾は、やや上げましょう。

> 客としてではなく、仕事で訪問しているので
> 「お邪魔します」ではなく「失礼します」

● 初対面の方への自己紹介 ●

「訪問看護ステーション●●の
訪問看護師、前田花子です」
など、所属名は略さないで
正式名称で伝えましょう。

「失礼しま〜〜〜す」
など、語尾は
のばさない

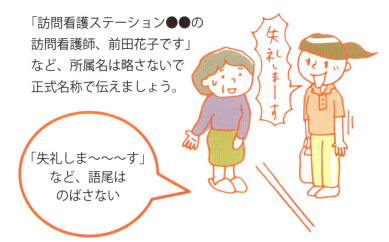

3 訪問時の靴の脱ぎ履き

1 靴を脱ぐ時は、部屋の方に背を向けずに脱ぐ

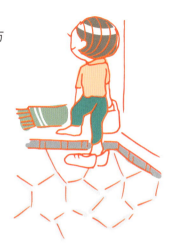

2 玄関の上でしゃがんで、靴の向きを変え、玄関の隅に寄せる

3 スリッパが用意されている場合は、スリッパの横に上がり、靴をそろえ終えてから履く

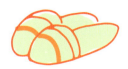

4 訪問時のお辞儀

社会人としての基本的なお辞儀のマナー

相手の目を見てお辞儀をはじめ、目を見て終わります。訪問看護の場合は、荷物が多く急ぐこともありますが、丁寧にするときは荷物を下ろし、あらためてお辞儀をするようにします。

お辞儀は丁寧にすること。
首だけコクンと下げないように。

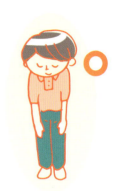

会釈
15度

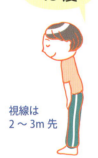

視線は2〜3m先

朝夕の挨拶
視線をあわせて

「おはようございます」
「かしこまりました」

敬礼
30度

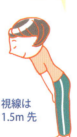

視線は1.5m先

ややあらたまった挨拶をするときのお辞儀

「お待たせいたしました」
「失礼します」

最敬礼
45度

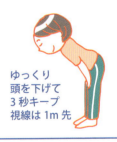

ゆっくり
頭を下げて
3秒キープ
視線は1m先

お礼や謝罪のときの最も丁寧なお辞儀

「ありがとうございます」
「申し訳ないことです」

5 名刺の渡し方

- ●自分の法人名と所属、名前を言いましょう。
- ●会釈も忘れず、受け渡しは両手が基本。同時交換の時は受け取った後、もう片方の手を添えましょう。

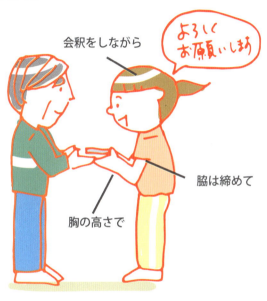

差し出す時は、基本的に相手の名刺の上を通らないように、下の位置に出します。

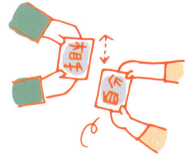

名刺は名刺入れに入れます。
ポケットや財布から出すようなことは避けましょう。

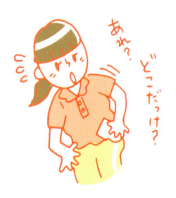

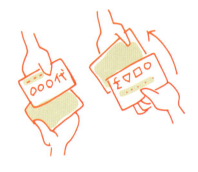

両手で受け渡しを。片手の時は「片手で失礼します」とフォロー言葉をそえて。

相手の名刺を受け取って拝見したら、興味や関心を持って質問をしてみてはいかがでしょうか。お名前を覚えることになりますし、関心をよせていることが伝わるとコミュニケーションがうまくいきます。

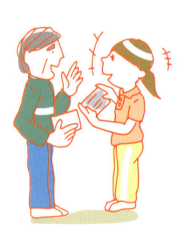

● こんなときどうする？ ●
名刺を出すのが遅れたら？

訪問した側から差し出すのがマナー。
「お先に頂戴します」と両手で受け取り、
そのあとゆっくりとお渡しすればOK。

書類や名刺をお渡しするとき・方向を変えるときの基本動作

1
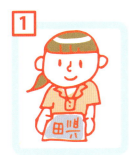

2 右向こう 左手前を持つ
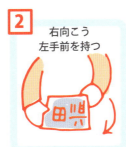

3 時計まわりに回す
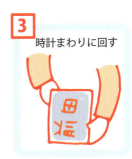

4 再び、右向こう 左手前を持つ
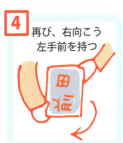

5 相手に向けて 書類(名刺)が 正面に
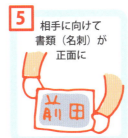

6 右の真ん中 左の真ん中を持つ
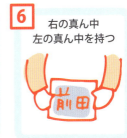

7 差し出す
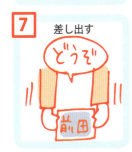

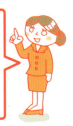

書類、道具などを渡すとき、まず自分が正面を見て間違いがないか確認してから、相手に正面を向けるように回して渡すのがマナー。

名刺を取り扱う上での注意事項

- 名刺のお名前やロゴに指をかけない
- メモ代わりにしたり、置き忘れたりしない

いただいた名刺は相手の方の分身と考え、大切に扱うこと

6 コミュニケーションが取りにくい利用者さんや、お子様との接し方

あくまでも利用者さんが中心です。意識のない方やお子様でも丁寧に接し、声かけの際は、利用者さんの目線まで腰を落とすなど配慮しましょう。

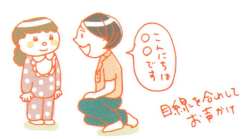

7 ご家族の呼び方

病棟では、基本的に名字でお呼びしますが、ご自宅ではご家族みなさんが同じ名字であることが多いため、呼び方に戸惑うときがあります。ご家族の場合は、家族構成を把握する目的でも「奥様、長女さん、二女さんでよろしいですか？」など、利用者さんとの関係をご家族に直接確認し、利用者さんを中心とした続柄で呼び替えるといいでしょう。

その上で、呼び方に困った場合は、「どのようにお呼びしたらいいですか？」と素直に聞いてみましょう。

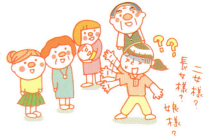

8 室内での基本マナー

挨拶の仕方など、洋室と和室でマナーが違うので、訪問先で戸惑うことがないように、どちらもマスターしておきましょう。

1 洋室に通されたら

●ノックのマナー

「失礼します」と言って3回ノック。
(利用者さんにあわせて音の大きさを調整)

ドアを開けて一礼して、挨拶をします。

●ドアの開閉のマナー

ドアノブの向きによって使う手が替わります。ドアはドアの向こうにいる人の気配を確かめて静かに開けます。

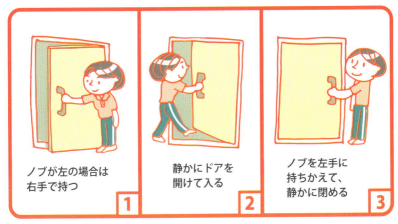

1 ノブが左の場合は右手で持つ

2 静かにドアを開けて入る

3 ノブを左手に持ちかえて、静かに閉める

●洋室での席次マナー

洋室では出入り口に一番近い場所が下座、一番遠い場所が上座。勧められるまでは座らず、下座にあたる席の横で立って待機しましょう。座るよう勧められたら、指定された場所に座ってOK。とくに指定の場所がなければ下座に。

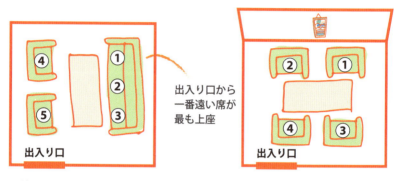

出入り口から一番遠い席が最も上座

椅子の種類にもランクがあり、ソファが第一席、アームレスチェアやスツールが格下の座となる。

景色が部屋から望めたり、掛け軸などの装飾品類がある場合は、それらが良く見渡せる席を上座とする場合もある。

こんなときどうする？

荷物の置き場所に困ったら？

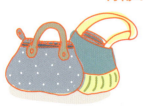

小さなものは腰と背もたれの間か体の横に、大きなものは足元に置こう。テーブルの上にバッグを置くのはマナー違反になるので注意して。

2 和室に通されたら

●襖の開け方

襖の前に正座し、ノックのかわりに引き手に近い方の手をかけて5センチほど開けます。急に大きく開けると、室内にいる人を驚かせてしまうので、ひと呼吸置くこと。その後、体の半身まで開け、次に反対の手に替え、全身が入るぐらい開けます。

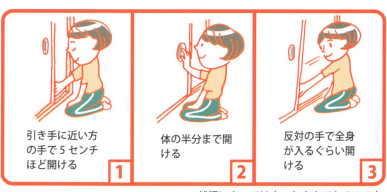

1 引き手に近い方の手で5センチほど開ける
2 体の半分まで開ける
3 反対の手で全身が入るぐらい開ける

※状況によっては立ったままでもOKです

●和室での席次マナー

床の間のある部屋では床の間側が、ない部屋では入口から一番遠いところが上座。部屋に通されたら、席の指定がなければ下座に座って。座布団が敷いてある場合は、勧められるまでは入口近くの畳の上に正座して待機しましょう。

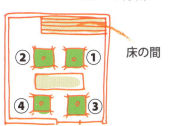
床の間
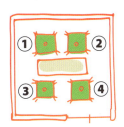

● 座る時のマナー

部屋に通されたら、いきなり座布団に座らずに座布団の下座側の畳の上に背筋を伸ばして正座し、まずは挨拶から。手を膝の前にすべらせるようにしながら下ろし、両手の人差し指をつけて三角形を作ります。それから上体をゆっくり倒し、3秒キープしたあとゆっくり上体を起こして。座布団は勧められてから座ります。

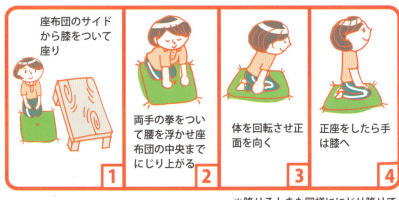

座布団のサイドから膝をついて座り	両手の拳をついて腰を浮かせ座布団の中央までにじり上がる	体を回転させ正面を向く	正座をしたら手は膝へ
1	2	3	4

※降りるときも同様ににじり降りて

座布団は人とのご縁をつなぐ

座布団を踏まないこと。
座布団を仕上げるときに3辺を縫い合わせますが、輪になる部分が座布団の前方にあたる「わさ」になります。

前から見ると座布団の縫い目がなく切れていないように見えることから、向かいあっている人との「縁を切らない」という意味があります。

ざぶとんはふまない

わさ
輪

3 利用者さんのご自宅での席次

利用者さん宅でサービス担当者会議などが開かれる場合

基本的に、利用者さんが寝ているベッドを中心とした席次を考えましょう。

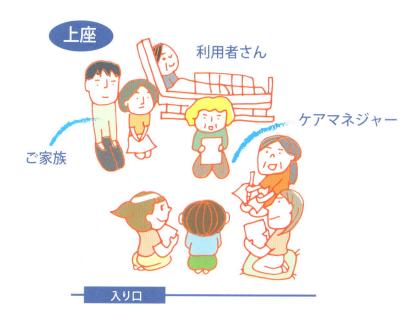

ご家族は、利用者さんのそばに座っていただき、一対と捉えます。ベッドの頭に近い場所が最も上座。そこを中心に、下座は入り口に近いところと考え、席次を決めます。司会者のケアマネジャーは、利用者さんの次、その他の人は、その周りに座りましょう。

❹ 車に乗る場合の席次

【タクシーや運転手付きの場合の席次】　【同行者の1人が運転する場合の席次】

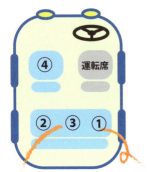

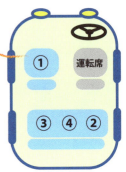

助手席が
上座

続いて
運転席の後ろ、
助手席の後ろ、
後部座席の中
央の順に下座

乗車人数が3名の
場合は、後部座席
の中央は使わない

原則として運転席
の後ろが最も上座

運転席の後ろが安全のために
上座とされているが、体調な
どにより奥の席に入ることが
苦手な方には、最後に乗る席
をご案内するなど臨機応変に
対応すること。

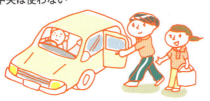

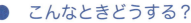こんなときどうする？

足が痺れたときは？

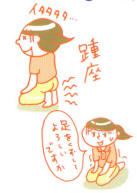

正座では、足の親指を重ね、体をやや前
のめりにすると痺れにくいですが、いざ
痺れてしまった時は、つま先を立てて踵
にお尻を乗せる「踵座(きざ)」の姿勢を。痺れ
予防にときどき行うとよいですが、ひと
言断って足を崩すことは失礼に当たらな
いので、ムリせずに伝えましょう。

9 お茶菓子を勧められたときのマナー

一般的には、訪問先でお茶菓子を出されたら、遠慮なく残さずいただきたいもの。冷たいものは冷たいうちに、熱いものは熱いうちに口をつけ、テーブルや器をなるべく汚さない気配りも大切です。ただし、訪問看護で訪問しているときはあくまでサービス提供中。時にお断りする勇気も必要です。

基本的ないただき方マナー 10

1. 運んできてくれた方にもお礼を言いましょう
2. 勧められてから飲みましょう
3. 取っ手は右手で。ティースプーンはカップの奥側に置く
4. コーヒーや紅茶は混ぜるときに音を立てない
5. お茶は両手で、コーヒーは片手でいただく
6. ソーサーや茶托は持たない
7. 温かいものは温かいうちに

8. 必要以上に音を立てず、飲み干すのが基本
9. お菓子はタイミングをみて食べ、残ったら持ち帰って可
10. 口紅がついた場合には拭き取る

お茶のいただき方

ふたつきの場合、まず左手を茶碗に添え、右手でふたを取る

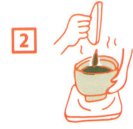

茶碗の上で縦にしてふたの裏についたしずくを茶碗の中に落とす

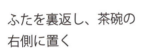

ふたを裏返し、茶碗の右側に置く

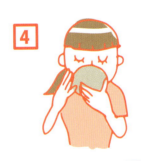

続いて右手で茶碗を持ち、左手を茶碗の底に添えて飲む

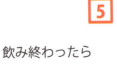

飲み終わったらふたをかぶせる

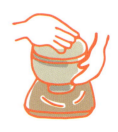

10　帰り際のマナー

玄関でスリッパから自分の靴に履きかえる際、スリッパを脱ぐときは玄関の方を向いたまま脱ぎ、そのまま自分の靴を履きます。その後相手の方に向き直って、スリッパを揃え、端に置き、「失礼しました」とご挨拶しましょう。

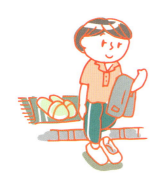
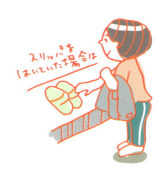

コートや手袋などは玄関を出てから身につけるのがマナー。相手から玄関内で着るよう勧められた場合は、「ありがとうございます。ではお言葉に甘えて」と断ってから着てもOK。ただし、手袋や帽子などの小物は必ず玄関を出てから身につけましょう。

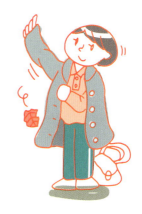

玄関先を出て、すぐに携帯電話などを見たりせず、緊張感を持って、後ろから利用者さんに見られていると意識しましょう。曲がり角で後ろを一度振り返り、お見送りしてくださっていれば会釈をしましょう。

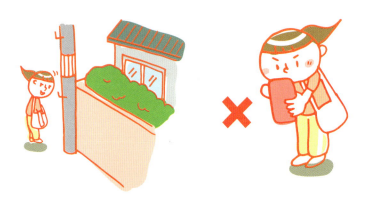

これは、日本の武道において用いられる言葉で「残心」と言い、「最後まで心を残す」という意味があります。

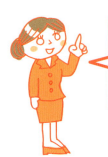

帰り際に「また来てくださいね。あなたを待っていますよ」と言ってもらえるよう、さわやかなマナーを身につけて！

11 言葉遣い

社会人としての基本的な敬語のマナー

丁寧語、尊敬語、謙譲語を正しく使いましょう。利用者さんには、敬語で対応しましょう。わかりやすい言葉で表現し、簡潔、明瞭を心がけましょう。

- ●丁寧語　　言葉遣いを丁寧にすることによって敬意を表す言葉
- ●尊敬語　　相手の動作や状態などを敬うことによって相手を高める言葉
- ●謙譲語　　自分がへりくだることによって相手を高める言葉

	丁寧語	尊敬語	謙譲語
言う	言います	おっしゃる	申す／申し上げる
行く	行きます	いらっしゃる	参る
来る	来ます	いらっしゃる お越しになる おみえになる	参る うかがう
見る	見ます	ご覧になる	拝見する
聞く	聞きます	お聞きになる	うかがう
話す	話します	お話しになる	申し上げる
食べる	食べます	召し上がる	いただく
思う	思います	お思いになる	存じます
いる	います	いらっしゃる	おる
する	します	なさる	いたす

● 間違いやすい敬語集 ●

- ✗ 「先輩、ご苦労様です」
- ○ 「先輩、お疲れさまです」

- ✗ 「了解しました」
- ○ 「かしこまりました」

- ✗ 「資料、拝見させていただきます」
- ○ 「資料、拝見します」

- ✗ 「お答えされる」
- ○ 「お答えになる」

- ✗ 「ご利用される」
- ○ 「ご利用になる」

- ✗ 「とんでもございません」
- ○ 「とんでもないです」
    「とんでもないことでございます」

これは間違い！　流行敬語・今どき敬語

- ✗ 「体温計になります」
- ○ 「体温計です」
- ✗ 「なるほどですね」
- ○ 「おっしゃる通りです」

これは間違い！　二重敬語

敬語と敬語を重ねた言葉
「おっしゃる」（尊敬語）＋「られる」（尊敬語）＝おっしゃられる

- ✗ おっしゃられる、いらっしゃられる
    お聞きになられる、お持ちになられる

● クッション言葉 ●

～表現をやわらかく伝える魔法の言葉～

1 お願いをするとき

●**恐れ入りますが**
「恐れ入りますが、○日までにお返事いただけますか」

●**お手数をおかけしますが**
「お手数をおかけしますが、石けんのご用意をお願いします」

●**お手すきの時に**
「お手すきの時にご覧ください」

●**申し訳ないのですが、○○の理由で**
「申し訳ないのですが、○○の理由で、訪問時間変更を
お願いしたくご連絡しました」

2 お尋ねをするとき

●**お尋ねしたいことがあります**
「お尋ねしたいことがあるのですが、主治医の先生からはご病気のことを
どのようにお聞きになっておられますか」

●**お差し支えなければ**
「お差し支えなければ、ご子息はどちらにお住まいかお聞きしていいですか」

3 詫びるとき

●**たいへん残念ですが**
「たいへん残念ですが、今回はお気持ちだけいただき、またの機会にお願い
できればと思っております」

●**あいにくでございますが**
「あいにくでございますが、担当看護師の鎌田は訪問に出ております」

使える！具体的なクッション言葉の事例集

ドクターへのお願い 病院やクリニックの受付に電話をし、ドクターへの取り次ぎを依頼し指示を受ける場合

● 受付から取り次いでもらう場合（受付の方への電話対応）

「お忙しいところ申し訳ないのですが、〇〇さんの ×× の件で至急先生のご指示を仰（あお）ぎたいので、電話をお取り次ぎ願えませんでしょうか」

（ドクターが電話にでたら）
「恐れ入ります。〇〇さんの ×× の件、いかがいたしましょうか」

● ドクターの緊急電話にかけるとき

「朝早くから申し訳ないです」
「夜分に恐れいります」
「お忙しいところ失礼いたします」

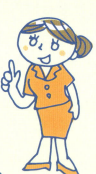

ご家族へのお願い

● ご家族に選択肢を提示したご提案をする場合

「お手数ですが、褥瘡予防のためにAマットからBマットへの交換をお考えいただけないでしょうか」

● ご家族に利用者さんのための何かを用意してほしい場合
EX: 利用者さんの体力にあわせて、脱衣スペースに椅子が
　　ほしいとき

「脱衣スペースに椅子があると、利用者さんのお身体の負担が減ると思いますので、ご用意いただけたら助かります」

● 訪問時間の変更をお願いする場合

「大変申し訳ないのですが、訪問時間変更のお願いです。〇〇時を××時に変更させていただきたいのですが、ご都合はいかがでしょうか」

「〇〇の理由で、申し訳ないのですが、訪問時間変更をお願いしたくお電話差し上げました」

● 請求書をお渡しする時、もしくは代金を頂く場合

「今月の請求書です。お手数をおかけしますが、よろしくお願いします」

（代金確認後）
「確かに〇〇円お預かりいたします」
「〇〇円頂戴いたします」

これは間違い！「申し訳ございません」

「申し訳ない」は、これで一つの言葉ですが、「ない」が「ございません」に勝手に変換されています。これは、日本語として間違った使い方です。正しくは、「申し訳ないです」「申し訳ないことでございます」となります。

正しい接遇マナーも TPO で使い分けが必要

難しいのは一般的なおもてなし接遇マナーを「訪問看護師としての接遇マナー」として応用することです。利用者さんに合わせながら、ケースバイケースで臨機応変に対応することが大切です。

丁寧に応対することも大切ですが、わかりやすい説明や相手の気持ちに寄り添うことを優先すべきです。おもてなしの心をもった接遇マナーは「正しい言葉遣いや応対をする」ことだけが目的ではありません。おもてなしの本来の意味、「真心をもって訪問看護の仕事をする」ことが大切です。

利用者さんに「この訪問看護師は信頼できる」と感じていただけるかどうかです。その点が伝わればいいですね。

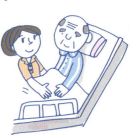

こんなときどうする？

看取りのとき、グリーフケアでのご家族からの感謝の意に対してどう言葉を返せばいいか……

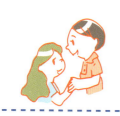

「身に余るお言葉をいただき恐縮です」「お役にたてたかどうか……。どうぞお疲れがでませんように」など、プロとして静かに寄り添う言葉を自分でいつも考えておきましょう。

> **そのひと言が思いやり**

● フォロー言葉 ●

～ご家族に寄り添うための気の利いた言葉～

● 利用者さんはもちろん、ご家族にも安心していただき、何かあれば相談したいと思ってもらえる存在になるための基本的なフォロー言葉です。

「お身体の調子はいかがですか？」
「何か心配なことはありませんか？」
「お困りのことがあればいつでも相談してくださいね」
「どうぞお疲れがでませんように」
「お大事になさってください」など……

● いつもの接遇ができないとき、言葉でフォローしましょう。

冬場の寒い時に利用者さんに触れるタイミングで、
「申し訳ないです。手が少し冷たいかもしれませんが
　びっくりなさらないでくださいね」

利用者さんの「できること」=「強み」に着目する言葉がけを

訪問看護師がご家族にかける言葉ひとつを取っても、利用者さんの受け取り方は違ってきます。

例：お薬カレンダーを確認した際、決められた回数を飲めていなかった

❌「ぜんぜん飲めてないじゃないですか」→非を責める
⭕「朝はきちんと飲めてよかったですね」→できていることを褒める

薬の服用が一回ぬけることでどれほどQOLを下げるか、また服薬管理をしているご家族の負担を軽減することが大切かなど、優先順位を考える必要があります。症状のコントロールが出来ているのであれば、利用者さんの「できること」=「強み」に着目する言葉がけに努めましょう。

12 電話応対

社会人としての基本的な電話応対のマナー

電話応対 3つのポイント

1. 自分が組織を代表する気持ちで
2. 顔が見えなくても笑顔で
3. 語尾を伸ばさずに聞き取りやすい話し方を

● 電話を受けるとき ●

- 3コールまでに電話に出ましょう。
  3コール以上は「お待たせいたしました」
- 第一声が大切。
  明るく、わかりやすい口調で話しましょう。
- 用件は必ず5W1Hでメモをとり、復唱しましょう。
- 「はい」などの相づちを入れましょう。
  内容によって相手の心に寄り添って。
- 受話器は相手が切ってから置きましょう。

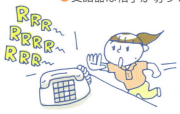

5W1H
When いつ Where どこで
Who だれが What 何を
Why なんのために
How どのように

● 電話をかけるとき ●

- 用件は簡潔に。
- タイミングを選びましょう。
- 電話をかける前に確認しましょう。

> 相手の組織名
> お客様名・部署・肩書・用件

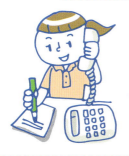

用件を書き留めるメモと筆記用具は手元にありますか？

訪問看護師としての電話応対のマナー

1 訪問先に緊急の電話がかかってきたときの対応

処置中であれば、まず処置を終了してから「緊急の電話がかかってきた」旨をひと言利用者さんに伝え、了承を得てから、席を外してかけ直しましょう。訪問看護師にとって、目の前の利用者さんへのケアが最も大切です。その心得を忘れないこと。

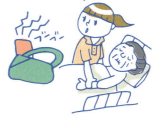

❷ 訪問看護のオンコール（24時間緊急時対応）

前提として、訪問看護では、「24時間緊急時対応」と書面上明記されていますが、当番制で、担当者が緊急連絡用の携帯電話を持ち帰っていることがあります。担当者自身の生活もあるので、場合によっては、即対応できないこともあることをあらかじめ利用者さんに伝えておきましょう。その上で、緊急の電話がかかってきた時には、傾聴し、緊急処置を伝えて電話対応で十分なのか、ご自宅まで訪問する必要があるのかは、連携している病院や主治医に指示を仰ぎ、適切な判断と対応をすることが求められます。

❸ 利用者さんから出た質問をその場で管理者に聞く場合

まずは、わからないことがあった場合は、わからないと素直に伝える勇気が必要です。その上で、管理者からの助言が必要な場合、その旨を率直に伝えて、一端席を外し、確認するなど迅速な対応を心がけましょう。

❹ 遅刻などトラブル時の電話マナー

遅刻、欠勤は少しでも早く電話連絡を。職場の人、利用者さんへの連絡にはお詫びとお願いの言葉を伝えましょう。遅刻、欠勤の予定が事前にわかっている場合には、早めに管理者に申し出、許可を得ます。

急な遅刻・欠勤の場合はすぐに電話連絡。
その他、以下の点に注意しましょう。

A 理由を簡潔に伝えること
　例）電車の遅延、交通事故による渋滞、体調不良
B お詫びの言葉を添えること
　「申し訳ないことです」
　（具体的に何分くらい遅れるかなど伝えること）
　「前の訪問が延びているので 30 分ほど遅刻します。
　　よろしくお願いします。申し訳ないです」

● こんなときどうする？ ●

急変対応のため訪問時間に遅れる場合は？

訪問看護は、急変対応のため訪問時間が延長し、次の訪問に遅れることがあります。それは、どの利用者さんでも起こりうるということを、事前にすべての利用者さんに説明しましょう。そうすれば、やむなく約束の時間に遅れることもあることを理解していただけます。

5　訪問先を巡回中の看護師に連絡する時のマナー

巡回中の看護師に電話連絡する必要がある場合、TPO を考えること。まずは、今どのような状況であるのか想像することが大切です。緊急事態以外は、携帯電話にメッセージを残し、折り返し連絡をもらうなど臨機応変に対応します。

訪問先での医療行為マナー 基本編

バイタルサイン測定セットの扱い方

基本4点セット

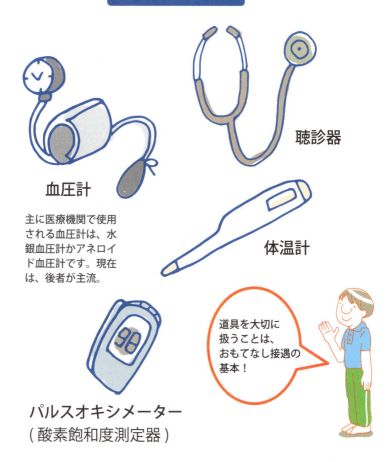

聴診器

血圧計

主に医療機関で使用される血圧計は、水銀血圧計かアネロイド血圧計です。現在は、後者が主流。

体温計

パルスオキシメーター
(酸素飽和度測定器)

道具を大切に扱うことは、おもてなし接遇の基本！

1. 訪問かばんや、バイタルサイン測定セットの置き場所

訪問かばんは、部屋の隅や自分が座った場所のちかくに。バイタルサイン測定セットは、床上は不衛生なので、利用者さんのベッドの上に置く事になりますが、ベッドは利用者さんにとって生活の全てであり、神聖な場所。枕の近くは避け、足元に置くようにしましょう。

2. 体温計の渡し方

体温計は基本的に感染防止のため、ご自身の体温計をご使用いただきますが、体温計を手渡しする場合は、利用者さんの自然な手の動きを見て、取りやすい位置に両手で差し出しましょう。また、清潔な体温計を使用していることをご理解いただくため、使用後はできるだけ利用者さんの目の前でアルコール綿などで拭き取りましょう。

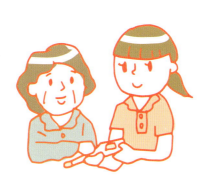

3 血圧を測るとき

血圧計を腕から取り外す際、カフの取り扱いに注意しましょう。乱暴に腕の下から抜き取ったりせず、静かに擦らないように、手を添えて利用者さんの腕を持ち上げ、丁寧に取り外しましょう。

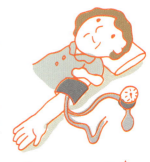

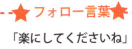

★フォロー言葉★
「楽にしてくださいね」

4 酸素飽和度を測るとき

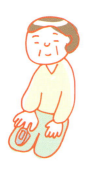

パルスオキシメーター(酸素飽和度測定器)は、血液中の酸素の量を測ります。基本的に医療器具を使用するときは、擦らないように丁寧に扱い、利用者さんの手を取って、指を入れ、利用者さんの膝の上に置きます。

5 脈を取るとき

利用者さんの手を取り、手首の親指側にやさしく指を当てます。体温を測る間に脈を取ってもいいでしょう。

訪問看護おたすけグッズ ベスト7

1 カイロ
冷たい手で触ると利用者さんを驚かせてしまう。寒い季節は、あらかじめ手や聴診器をカイロで温めておくとよい

2 ハンドタオル
お手洗いをお借りした時など、衛生的にも自分のタオルを使用する

3 靴下
汚れた靴下や、裸足は御法度。靴下が汚れた場合などに備えて

4 ビニール袋（大小）
濡れたレインコートを入れたり、その場で出たゴミを入れるため

5 抗菌ティッシュ
気になる汚れを拭き、自分が汚した箇所をキレイにするため

6 手鏡
訪問前の身だしなみチェックに

7 このハンドブック
いつでも確認できるようにポケットにいれておこう

人間関係を円滑にするためのマナー

1 報告／連絡／相談

組織で仕事をする上で大切なのは、お互いの情報交換です。ホウ・レン・ソウ「報連相」は５Ｗ１Ｈで行い、積極的に自分からホウ・レン・ソウを心がけましょう。 ※５Ｗ１Ｈは、44ページ参照

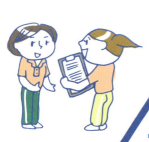

Report 報告

報告は完結に順序良く、「結論→原因→経過」の順に報告しましょう。訪問先で何かあった場合、正確に伝えられるように日頃からメモを取る習慣をつけましょう。マイナスの情報もきちんと報告します。

報連相

Contact 連絡

スケジュール管理や、スタッフ間・利用者さんへの連絡などを行います。日時の変更などは、口頭だけでなく、メールやラインなどのSNS機能も活用し、連絡手段は関係者同士であらかじめ決めておきます。

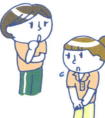

Consult 相談

自分では判断に迷うとき、どう対処していいか分からないときは、躊躇せず、まずは管理者に相談しましょう。

2 中間報告

中間報告をすることは、問題の早期解決につながり、情報共有もできます。わからないことがあれば、自分で勝手に判断せず、確認し、周囲に相談をしましょう。自己判断で対処すると思わぬ失敗を招きかねないばかりか、ミスが拡大増幅する可能性があります。問題が起こってからでは遅いのです。問題が起こる前に、的確な「報連相」、中間報告によってミスやトラブルを未然に防ぎましょう。

多職種連携

訪問看護は、多職種と関わる仕事であり、別法人がチームで関わっている場合も多いため、多職種連携が必要です。

例えば、利用者さんの状態を把握し情報交換するために、スタッフ間や主治医と連絡を取り合う「連絡ノート」があります。介護担当者は、買い物など日常の報告を書くことが多いですが、訪問看護側は、利用者さんの急変、異変や看護に必要な情報の端的な報告を望む場合があります。職種により情報の重要度や優先順位は変わりますが、連絡ノートの記入方法ひとつを取っても、在宅支援チームで意思統一が必要です。お互い顔の見える関係を築くため、ケアマネジャー主催のケアプランの内容を検討する「サービス担当者会議」が重要です。

訪問先でお断りするときのマナー

1 本来の領域以外の仕事を依頼されたときの断り方
（例えば、電球を替えて欲しい／庭の掃除など）

「大変申し訳ないのですが、そのご依頼は当事業所では業務に当たらないので対応できない決まりになっています。ご理解お願いします」と相手に恥をかかせないように優しくお断りします。

2 セクハラ行為への断り方

セクハラ被害にあったときは、「状況」「事実」「自分の感情」をしっかり管理者に報告すること。自分の職場がセクハラ問題をしっかり受け止め、解決に導いてくれる職場かを見極める。仕事上必要なコミュニケーションや接触が、利用者さんに勘違いをさせ、セクハラ被害につながってしまうのは残念。利用者さんには毅然とした態度で断りましょう。

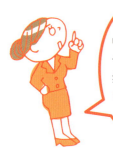

中途半端な受け答えや態度はやめて、毅然とした態度を取りましょう

セクハラ (セクシャルハラスメント) とは「性的な言動」「性的な冗談やからかい」「食事やデートなどへの誘い」「身体への不必要な接触」「性的関係の強要」で看護師が「不快」に感じること。

訪問先で忘れがちなマナー

1 ゴミが出たときのマナー

基本的に自分が出したゴミは持ち帰るのが基本ですが、利用者さんのケア後に出たゴミは、ひと言「どこに捨てればいいですか？」と聞いてから捨てましょう。ご家庭によって考え方が違うため、体温計を拭き取ったアルコール綿などでも迷う場合がありますが、どうしても次の訪問に持っていけないゴミに関しては、「捨ててもいいですか？」とお願いしてみましょう。

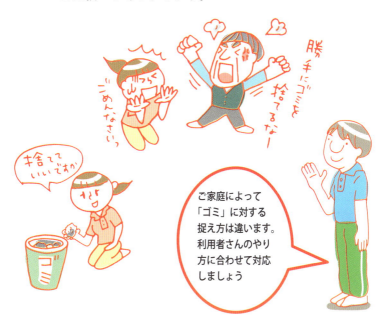

ご家庭によって「ゴミ」に対する捉え方は違います。利用者さんのやり方に合わせて対応しましょう

2 お手洗いをお借りするときのマナー

お手洗いは訪問前に済ませておくことがエチケットですが、必要な時は「お手洗いをお借りしてよろしいですか」と了承を得てお借りしましょう。使用後は、便器のふたは閉めるようにしますが、トイレットペーパーの先端は折る必要はありません。

3 洗面所をお借りするときのマナー

入・退室、処置後などは、感染防止のために洗面所をお借りして手洗いをする場合があります。キレイに使用することはもちろん、使用後は洗面台の周囲を汚していないか確認し、使用する前よりもキレイにしてお返しする意識で。また、手を拭く場合は、衛生上自分のハンカチ、もしくは使い捨てペーパータオルなどで拭きましょう。

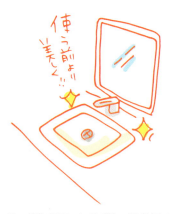

※訪問看護先では、衛生管理のため手洗いは必須です。そのため、利用者さんには、水道代はご負担いただくこと、石鹸をお借りする場合があることを伝えておきましょう。

こんなときどうする？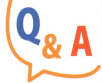

Q1. ご近所の方に会って「あの人元気？」と利用者さんのことを聞かれてしまった

A1. 「お元気ですよ」とにこやかに笑顔で応対し、守秘義務があるため具体的な話はしない。それでもしつこく質問された場合、「守秘義務がありますので言えません」とさわやかにキッパリお断りしましょう。

Q2. あなたは気に入らないから、他の担当者に代えて欲しいと言われてしまった

A2. まずは、管理者に相談し、なぜそのように言われたのか原因を知ることも重要です。改善できる理由であれば率直に謝罪し、改善できない対処不可能な場合は、担当を代えてもらいましょう。

Q3. 訪問時間外に家族と一緒の食事に誘われた

A3. お断りしましょう。お誘いを受けたことは必ず管理者に報告をすること。

Q4. 職場や訪問先で嫌がらせをされてしまった

A4. 悪質な嫌がらせの場合は、すぐに報告しましょう。場合によっては、相手は嫌がらせのつもりではない行動をマイナスに捉えてしまった可能性もあります。自分の中にしまい込まず、「こういう場合はどのようにすべきでしょうか」と管理者に相談し、指示を仰(あお)ぎましょう。

Q5. どうしてもと、お茶菓子を勧められた

A5. 本来は、丁重にお断りしますが、どうしてもの時は「ありがとうございます」と感謝の気持ちを忘れずにいただきましょう。お茶菓子など食べきれずに残ったものは持ち帰りましょう。

訪問看護師「おもてなし心得5か条」

- **第1条** ｜ 清潔、笑顔、明るい挨拶

- **第2条** ｜ 目の前の利用者さんのケアが最優先

- **第3条** ｜ 利用者さん、ご家族の生活を尊重しましょう

- **第4条** ｜ わからないことは自分で抱え込まず、管理者に聞く勇気を

- **第5条** ｜ 自己管理と仕事前の準備が一番の仕事

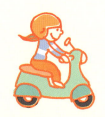

訪問時「これだけは!」マナー総チェックリスト

訪問前にチェックしましょう!

- ☐ 身だしなみは大丈夫ですか
- ☐ 笑顔(口角を上げる)になっていますか
- ☐ バイクや自転車は、指定の位置に置いていますか
- ☐ 玄関前では、コートは脱いで中表に持っていますか
- ☐ バイタルサイン測定セットは使える状態になっていますか
- ☐ おたすけ7つ道具は忘れていませんか
- ☐ 訪問先、訪問時間に間違いはありませんか
- ☐ 前回訪問時の記録は確認しましたか

**準備OKなら
笑顔でインターホンを押しましょう!**

フローレンス・ナイチンゲールが残したこんな言葉があります。

「究極の目的は、すべての病人を家庭で看護することである」

訪問看護こそ、看護のあるべき姿かもしれません。

まだまだ少ない訪問看護師ですが、

これから看護界の花形になっていくのではないでしょうか。

あとがき

　90代、女性、認知症、独居、週2回内服管理での訪問看護。私が訪問すると「おにいちゃん、来たかぁ〜」と、笑顔で迎えてくれるおばあちゃんがいました。おにいちゃんと言われても、もう40歳を超えていて素直に喜べるかは微妙ですが、その笑顔には毎回ホッとさせられていました。いつもは遠慮するのですが、「ふっておいしい『カルピスゼリー』」を勧めてくださったときは、冬場だったので二人でこたつに入って、こちらが人生相談をするなんて場面もあったりしました。自分の倍以上の人生経験を積んだ方の言葉は、そのひと言ひと言に本当に深いものがあります。

　そのおばあちゃんが、ふとしたときに玄関に脱いであった私の靴を見て、「おにいちゃん、靴が踊ってるで」とつぶやいたことがありました。何と表現したらいいのか、非常に「恥ずかしい」気持ちになりました。二足とも互い違いの方向を向き、一足は「あーしたてんきになーれ」の雨状態です。そのやりとりがきっかけで「接遇」というものについて考えるようになりました。できないより、できるほうがいいに決まっています。知らないのではなく、正しい方法を知っていて、その上で、状況に応じて選択しているということが重要です。

その状況に応じて選択するということは、治療優先ではなく、生活優先のなかで看護を展開する訪問看護師の得意とするところです。今回、おもてなし接遇コンサルタントの田中賀鶴代先生に一般的な接遇マナーを教えていただき、それを可能な限り訪問看護の場面に照らし合わせて、訪問看護接遇マナーとして提案させていただきました。

　訪問看護師は、利用者さんの生活に入っていく仕事なので、親しみやすさはとても大切な要素です。しかし、勘違いしてはいけません。あくまでも利用者さんのご自宅を訪問するという立場です。立ち居振る舞いひとつで、信頼関係がより強くなることもありますし、不信感につながることもあります。確かな看護技術の裏付けがあり、その上に素晴らしい接遇マナーも兼ね備えている、そんな訪問看護師が地域で活躍できることを願っています。

鎌田智広

訪問看護おもてなし接遇マナーハンドブック製作委員会　編

執筆／企画：鎌田智広

株式会社アドナース代表取締役
訪問看護認定看護師
FM79.7　MH2 京都三条ラジオカフェにて
「行列のできる訪問看護ステーション」放送中

執筆／監修：田中賀鶴代
（おもてなし接遇コンサルタント）

有限会社アリカエンタープライズ代表取締役
茶道裏千家 助教授
京都府文化観光大使
京都観光おもてなし大使
茶源郷和束PR大使
URL http://arica.co.jp

編集／制作／画：都あきこ
MIYAKO AD COMIC BRAIN

エッセイ漫画家／イラストレーター
企画立案・構成・執筆・編集・制作全般
代表作は『今日から、菌トレ！』(小学館発行)
URL http://miyakoakiko.oops.jp/

訪問看護おもてなし接遇マナーハンドブック

2019年4月末日　第1刷発行
2024年2月末日　第3刷発行

編者：訪問看護おもてなし接遇マナーハンドブック製作委員会
発行者：株式会社アドナース　代表取締役　鎌田智広
発行：株式会社アドナース
　　　〒610-1146 京都府京都市西京区大原野西境谷町2丁目14-10
　　　TEL 075-754-6174　FAX 075-754-6753
　　　URL http://adnurse.co.jp
販売：株式会社ラグーナ出版
　　　〒892-0847 鹿児島市西千石町3-26-3F
　　　TEL 099-219-9750　FAX 099-219-9701
　　　URL https://lagunapublishing.co.jp

印刷・製本　シナノ書籍印刷株式会社
落丁・乱丁はお取り替えします
ISBN978-4-904380-83-3 C2047
©ADNURSE, KATSUYO TANAKA, AKIKO MIYAKO 2019, Printed in Japan